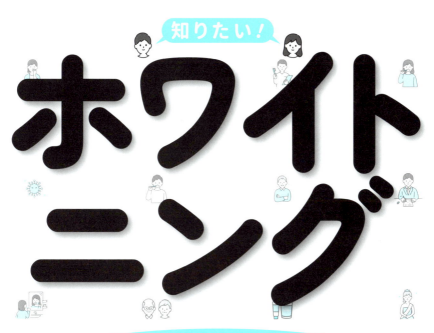

知りたい！
ホワイトニング

~エピソードで読み解く
医療ホワイトニング~

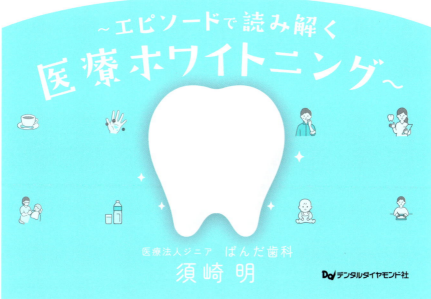

医療法人ジニア　ぱんだ歯科
須崎 明

デンタルダイヤモンド社

はじめに

　本書を手に取っていただき、ありがとうございます。きっとあなたは、ご自身の歯の色について、何らかの悩みを持っているのではないでしょうか？　それともホワイトニングに興味があるのでしょうか？　そんなあなたは、インターネットで「ホワイトニング」と検索し、たくさんの情報に混乱しているのではないでしょうか？

　本書は、学会で認められた研究や事実を中心に、歯科医院（歯科医療機関）で行われている「医療ホワイトニング」についてわかりやすく紹介しています。さらに、ホワイトニングを実際に体験した方々のエピソードに触れながら、その詳細を知ることができることでしょう。

　それでは、私、ぱんだ先生と一緒に「ホワイトニング」について学び、あなたの疑問や悩みを解決しましょう！

もくじ

はじめに ……………………………………………………… **3**

第1章 お口に関する意識調査 ………………… **7**

Q みなさんの悩みはどこにある? ……………………… **8**
　● 歯のホワイトニングに関する意識調査(2024) …… **10**
Q 歯を白くするには、どんな方法・種類がある? …… **16**

第2章 エピソードで読む ホワイトニングQ&A ………… **21**

Q1 ホワイトニングをすると
　　「人生が変わる」ってほんと? ………………… **22**
Q2 ホワイトニングは「歯を白くするだけ?」 …… **26**
Q3 ホワイトニングは何歳からできるの? ……… **32**
Q4 高齢でも歯は白くなるの? …………………… **36**
　　COLUMN 最近の歯周病治療について ………… **38**
　　COLUMN オーラルフレイルって知っていますか? …… **38**
Q5 飲食物による歯の変色は白くできるの? …… **40**
　　COLUMN 歯の詰め物や被せ物、
　　差し歯や入れ歯は白くなりません …………… **44**
Q6 エステやカフェでもホワイトニングができるの? … **46**
Q7 ホワイトニングにはどのくらいの費用がかかるの? … **50**
　　COLUMN ホワイトニングは個別対応の時代 ……… **54**

知りたい！　ホワイトニング

第3章 「ホワイトニング（漂白）」の科学的根拠……55

- 「変色」と「ホワイトニング（漂白）」の科学的根拠　**56**
- 株式会社ジーシーに聞く！
  ホワイトニングに特化した薬用歯みがき剤
  「ルシェロ 歯みがきペーストホワイト」の効果！　**64**

第4章 お口にかかわる「最新」の話題……69

- 「歯周病」を知る！　**70**
- 歯科治療機器の「いま」を知る！　**78**
- 年代別「お口のリスク」の紹介！　**84**

おわりに　**92**
memo　**94**

広告（株式会社ジーシー）　**98**

ブックデザイン：キシ　タカユキ

著者紹介

ぱんだ歯科 （愛知県北名古屋市）
須崎 明

略歴

- 平成 8 年 3 月　愛知学院大学歯学部歯学科卒業
- 平成 12 年 3 月　愛知学院大学大学院歯学研究科修了、博士 (歯学) の学位取得
- 平成 12 年 4 月　愛知学院大学歯学部保存修復学講座　助教
- 平成 12 年 4 月　平成 12 年度 日本歯科保存学会奨励賞　受賞
- 平成 13 年 4 月　愛知学院大学歯学部附属病院審美歯科外来　医員
- 平成 13 年 7 月　2001 年 The International Conference on Dentin/Pulp Complex, "Young Investigator Award" 受賞
- 平成 14 年 4 月　愛知学院大学歯学部保存修復学講座　講師
- 平成 15 年 9 月　モンゴル国立健康科学大学　客員准教授
- 平成 17 年 3 月　愛知学院大学歯学部保存修復学講座　非常勤講師
- 平成 17 年 4 月　名古屋ユマニテク歯科衛生専門学校　非常勤講師
- 平成 17 年 4 月　ぱんだ歯科　院長
- 平成 17 年 5 月　東海歯科医療専門学校　非常勤講師
- 平成 30 年 4 月　医療法人ジニア　ぱんだ歯科　理事長
- 　　　　　　　　現在に至る

所属学会

- 日本歯科医師会会員
- 愛知学院大学歯学会会員
- 日本歯科保存学会会員
- 日本レーザー歯学会会員 (専門医・指導医)
- 日本歯科審美学会会員 (認定医)
- 日本歯科理工学会会員
- IADR(国際歯科研究学会) 会員
- JADR(国際歯科研究学会日本部会) 会員
- Academy of Operative Dentistry （米国保存修復学会）会員
- 日本接着歯学会会員
- 日本臨床歯周病学会会員
- 日本歯周病学会会員
- 日本顕微鏡歯科学会会員
- IADFE(International Academy for Dental Facial Esthetic) Fellow

著書

- そうだったのか！CR 修復　CR 修復に悩んでいる人に読んで欲しい本　増補改訂版：ヒョーロン・パブリッシャーズ, 2020
- デジタルデンティストリー　ホントのところどうなの？：共著（松風）, 2020
- YEARBOOK 2021 CR 修復の臨床最前線　臨床家 15 人の最新適応基準, コンサルテーション, 治療テクニックとマテリアル：共著（クインテッセンス出版）, 2021
- 歯質接着の今を知り未来を語る　−良好な予後を確実にするために - ：共著（ヒョーロン・パブリッシャーズ）, 2021
- 誌上デンタルショー　使ってみたい歯科のベストアイテム 2022：共著（デンタルダイヤモンド社）, 2022
- メインテナンスが増える　患者説明　超入門　そのまま使える！　スタッフ教材＋患者説明用カード 13：共著（クインテッセンス出版）, 2022
- 保険の審美修復を極める CR&CAD/CAM 冠・インレーに対応　きれいで長持ちを実現するポイント集：(クインテッセンス出版）, 2022
- 誌上デンタルショー　使ってみたい歯科のベストアイテム 2023：共著（デンタルダイヤモンド社）, 2023
- そうだったのか！CR 修復　CR 修復に悩んでいる人に読んで欲しい本　増補　改訂第 2 版：ヒョーロン・パブリッシャーズ, 2023
- ホワイトニングを知りたい歯科医院が読む本 歯科医師・歯科衛生士の疑問にズバッ！と答えます：医歯薬出版, 2023
- 超速でわかる象牙質知覚過敏　Dr. と DH のための最新知識と製品情報：（共著）（クインテッセンス出版）, 2024

(2020 年以降のみ掲載。その他多数執筆！)

第1章

お口に関する意識調査

Q みなさんの悩みは どこにある?

［痛み］

［黄ばみ］

［歯並び］

　みなさん、はじめまして。私は「ぱんだ歯科」の院長をしている歯科医師の須崎 明です。患者さんやみなさんから「ぱんだ先生」と呼ばれています。

　さてさっそくですが、みなさんがこの本を手にとられたということは、歯を白くすることに関心があるということでしょう。少なくとも「歯」への関心があることと思います。

　ここに、歯科メーカーである株式会社ジーシーが、2007年に行った「第3回国民の意識調査」の結果があります（P9、Q1）。(https://www.gc.dental/japan/sites/japan.gc.dental/files/documents/2022-05/no3.pdf)

　このデータでも、歯の色への不満は、歯の痛みや歯並びと並んで上位にランクインする結果となっており、世代を問わずみなさんの関心事だということがうかがえます。

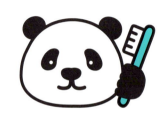

Q1 「お口の健康」のどこに不満がありますか？
（当てはまるものすべて選択）

1位は「歯が痛む、しみる」
2位は「歯ぐきが腫れる、歯ぐきから血が出る」

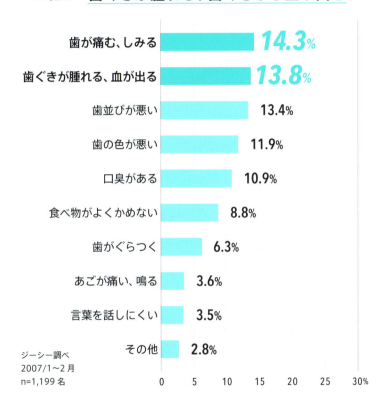

項目	%
歯が痛む、しみる	**14.3%**
歯ぐきが腫れる、血が出る	**13.8%**
歯並びが悪い	13.4%
歯の色が悪い	11.9%
口臭がある	10.9%
食べ物がよくかめない	8.8%
歯がぐらつく	6.3%
あごが痛い、鳴る	3.6%
言葉を話しにくい	3.5%
その他	2.8%

ジーシー調べ
2007/1〜2月
n=1,199名

　こうした「歯の色」に関するみなさんの悩みをさらに掘り下げたデータが、株式会社ジーシー「歯のホワイトニングに関する意識調査（2024年6月調査）」です。次ページからはその結果を紹介し、みなさんの「歯の色」に関する悩みに寄り添っていきたいと思います。

歯のホワイトニングに関する
意識調査（2024）

　歯科メーカーの株式会社ジーシーは、全国の20～69歳の男女10,000名に対し、インターネットでの大規模意識調査を行いました。

Q1 歯を白くすることに興味はありますか？

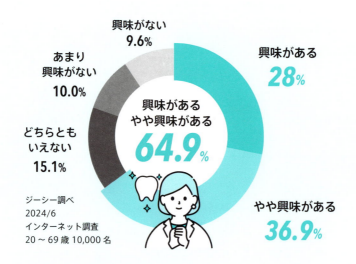

興味がない 9.6%
あまり興味がない 10.0%
どちらともいえない 15.1%
興味がある やや興味がある 64.9%
興味がある 28%
やや興味がある 36.9%

ジーシー調べ
2024/6
インターネット調査
20～69歳 10,000名

ぱんだ先生の解説

　「興味がある」「やや興味がある」と答えた方は64.9%となり、年代問わず7割近くの方が歯を白くすることに関心があるようですね。ホワイトニングにはさまざまな方法がありますが、歯科医院で最も簡便に行える歯の漂白（ブリーチング）という方法は、永久歯が生えてから行うことができるので、今回の回答者さん（20～69歳）は全員対応できますね！

Q2 歯のホワイトニング経験はありますか？

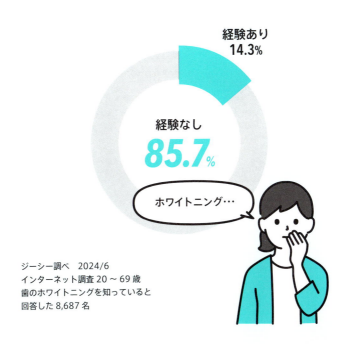

ジーシー調べ　2024/6
インターネット調査 20 〜 69 歳
歯のホワイトニングを知っていると
回答した 8,687 名

ぱんだ先生の解説

　歯のホワイトニングを経験したことがあると答えた方は、ホワイトニングを知っていると回答した人のうち14.3％だったようです。Q1の「歯を白くすることに関心がある」と答えた方の比率から比べると、実際にチャレンジしてみた方は少ないようですね。

　きっと、興味はあっても疑問のほうが大きく、一歩を踏み出せない…という方が多いのではないでしょうか。確かに、方法がわからない、期間がわからない、どれくらい白くなるのか、費用がわからないなど、さまざまな疑問が出てくるのは仕方ありません。でも、この本を読み進めていけば、最後にはきっと疑問が解決していると思います。

Q3 歯科医院で行うホワイトニング（医療ホワイトニング）と歯科医院以外で行うホワイトニング（セルフホワイトニング）の違いをご存知ですか？

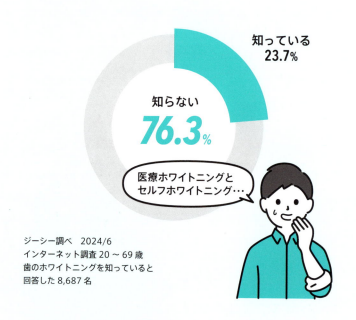

知っている **23.7%**

知らない **76.3%**

医療ホワイトニングとセルフホワイトニング…

ジーシー調べ　2024/6
インターネット調査 20〜69歳
歯のホワイトニングを知っていると
回答した 8,687 名

 ぱんだ先生の解説

　この質問はちょっと深堀ですね（笑）。最近、サロンやカフェ、大手ジムなどでも「セルフホワイトニング」を売りにしているところが増えてきました。こういった場所で行うホワイトニングと、歯科医院で行うホワイトニングは、もちろん別物ですし、使う薬剤や器材も違います（P.46で詳しく解説しています）。どこまでの効果を求めるのか、何かあったときに専門家がチェックしてくれる安心感といった部分も、選択の重要なポイントかもしれませんね。

12 | 第1章

Q4 ホワイトニングの結果はいかがですか？

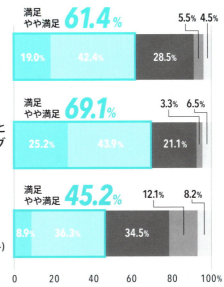

	満足	やや満足	どちらともいえない	やや不満	不満
歯科医院で行うホワイトニング（医療ホワイトニングのみ）経験者（n＝596）	19.0%	42.4%（満足・やや満足 61.4%）	28.5%	5.5%	4.5%
医療ホワイトニングとセルフホワイトニング両方の経験者（n＝123）	25.2%	43.9%（満足・やや満足 69.1%）	21.1%	3.3%	6.5%
歯科医院以外で行うホワイトニング（セルフホワイトニングのみ）経験者（n＝281）	8.9%	36.3%（満足・やや満足 45.2%）	34.5%	12.1%	8.2%

ジーシー調べ　2024/6　インターネット調査 20〜69歳
歯のホワイトニング経験者 1,000 名

 ぱんだ先生の解説

　実際にホワイトニングを行ってみての回答には、ばらつきがあるようですね。満足度を測るうえでは、そもそもの経験者数とともに、最終的な目標の白さになっているか、期間や費用、通う手間などさまざまな要因が関係してくると思いますが、「医療ホワイトニングとセルフホワイトニング両方の経験者」の満足度が一番高い結果となったのは、おもしろいですね。

Q.5 その方法を選択した理由は何ですか?

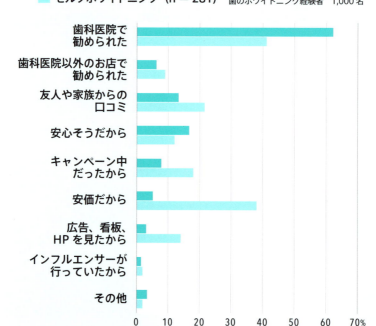

ぱんだ先生の解説

　自分自身の治療方法を選択する理由は、歯科医院で勧められたという回答が最も多かったようですね。これは「セルフホワイトニング」を行った人も同様の回答をしているところが興味深いポイントです。つまり、自分自身の悩みに対して、まずはじめに歯科医院に相談したということですね。私たち歯科医師にとってはとってもうれしいことです。歯の悩みを気軽に相談してもらえる、そんな存在でありたいと歯科医師誰もが思っています。費用に関する悩みも含め、まずは歯科医院に相談してみてくださいね。

Q6 再度ホワイトニングを行う場合、どのような方法で行いたいですか？

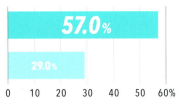

歯科医院で行うホワイトニング（医療ホワイトニング） **57.0%**
歯科医院以外で行うホワイトニング（セルフホワイトニング） 29.0%

ジーシー調べ　2024/6　インターネット調査 20～69歳
歯のホワイトニング経験者　1,000名

ぱんだ先生の解説

　全体の6割弱の方が「歯科医院で行うホワイトニング」と答えてくれたことに、歯科医師としてうれしく思います！　私たち歯科医師が行う「医療ホワイトニング」は、患者さんの目標や悩み、お口の中の状態をすべて把握したうえで、最適な方法をご提案しているので、歯科医師の目標と、患者さんの目標がぴったりと合致したからこそ、このような結果が出たのではないかと思います。「医療ホワイトニング」は、歯科医師一人が頑張っても、患者さん一人が頑張っても目標達成できません。歯科医師と患者さんが二人三脚でゴールを目指す医療です。それを完走できたからこその回答だと思うと、ぱんだ先生、感動してしまいます!!　ということで、今回の調査では、

- 約65％の方が歯を白くすることに興味がある
- ホワイトニングの経験者は約15％
- 約8割の方が医療ホワイトニングとそれ以外のホワイトニングの違いを知らない
- 医療ホワイトニングを選ぶきっかけは歯科医院からの提案が約6割
- 次回は医療ホワイトニングを選ぶという人が約6割

という結果になりました。
　この結果が、読者のみなさんの背中を押すちからになったらうれしいです！

Q 歯を白くするには、どんな方法・種類がある?

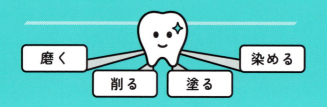

　そもそも、「歯」本来の色は、どんな色でしょう。
　赤ちゃんのお口に初めて生えてくる歯の色は、少し青みのある白色をしています。一方、永久歯は、少し黄色味のある白色をしています。これは歯の成分であるエナメル質によるもので、人それぞれ肌の色が違うように、歯の色も本来の色という面では個性があります（永久歯は顎の中で形が作られるため、その時期に病気などをすると、変色の原因物質が歯に取り込まれることもあります）。
　しかし、その「生えてきたばかりの歯の色」が永久に続くわけではありません。色の濃い飲み物や食べ物、たとえば紅茶やカレー、大人であればコーヒーや赤ワインなど、色素を含むものを食べていると歯にもどんどん茶色や黄色の色素がつき、変色していきます。また、歯をぶつけた際（外傷歯）の治療などによっても変色が起きます。このような歯にまつわる変色を取り除き、歯を白くしようという考え方が、「ホワイトニング」の基本です。
　ホワイトニングにはいろいろな種類があります。

さまざまなホワイトニング

①クリーニング

歯科医院で、専用の器具・薬剤を使って白くする方法です。歯を削らないことがポイントです。最近は同様の効果をもつ歯みがき剤なども販売されています。

[歯科医院で行う]

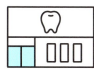

超音波スケーラーという器具を用いたり、専用の器具と薬剤を使って歯を傷つけないように歯石や着色を取り除く。

× デメリット : 歯自体の色は白くならない

②マニキュア

歯科医院で、歯面コーティング材を使って変色した歯を白くする方法です。歯を削らないメリットはありますが、効果は1〜3ヵ月です。結婚式などに一時的に歯を白くしたい場合に有効です。

[歯科医院で行う]

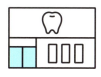

爪のマニュキュアのように、歯にもプラスチックのコーティング材を塗って白く見せる。

× デメリット : 効果は短期間

さまざまなホワイトニング

③ポーセレンラミネートベニア修復

歯科医院で、変色した歯の表面を少し削り、薄いセラミックスを接着する方法です。色調だけでなく歯の形も同時に整えることができます。

[歯科医院で行う]

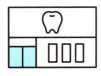

歯を少し削って白く見える素材（ポーセレンラミネートベニア）を貼り付けて仕上げる。

× デメリット：部分的に歯を削る

④コンポジットレジン修復（白い詰め物）

歯科医院で、むし歯の治療に用いられる材料を使って白くする方法です。変色部位を削り、まわりの歯の色に調和させながら色を決め、形を整えます。

[歯科医院で行う]

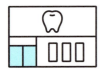

歯の変色部分を削って白いつめものを詰めて、形を整える。

× デメリット：部分的に歯を削る

⑤ 歯冠色全部被覆冠修復(被せ物)

歯科医院で、変色した歯や古い被せ物を取り除いて、歯ならび全体に被せ物を装着する方法です。「ホワイトニング」のなかでは最も歯を削る量が多い方法ですが、形や歯ならび全体を整えやすい方法です。

[歯科医院で行う]

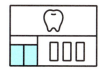

歯を削り、歯科用のレジンを使って色や形を整える。

× デメリット：歯を多く(全周)削る

⑥ 漂白によるホワイトニング

自宅や歯科医院などで、薬剤を用いて変色を改善させる方法です。メリットは歯を削らないことです。歯科医院で行う「医療ホワイトニング」は、それぞれの個性に合った歯の色や口元に調和する「自然な白」を目指していく方法です。

[自宅でも歯科医院でも可能]

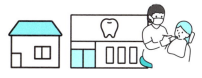

薬剤を使って歯を白くする。市販製品もある。医療ホワイトニングは、歯科医院の処置と、自宅で行うものがある。

× デメリット：効果に個人差がある。白さは永久的ではない

> ONE POINT
>
> 今回紹介したホワイトニングは、誰もが希望すればできる方法ではありません。変色の過程や状況には個人差があるので、歯科医院で相談しましょう！

目的に合った「ホワイトニング」を見つけよう

　さまざまなホワイトニングを紹介しましたが、これらは歯科医院で行うもの、個人で行うもの、歯の着色を落とすもの、歯の治療の跡を直すものなどさまざまな種類があります。①～⑥の方法のなかで、「⑥漂白によるホワイトニング」は、近年最も注目されている方法です。ご存じの方、興味のある方も多いのではないでしょうか。

　そこで、本書では、狭い意味での「ホワイトニング」、すなわち「歯の漂白」について徹底解説していきます。

　第2章では、医療ホワイトニングを実際に受けた方のエピソードを紹介しながら、医療ホワイトニングに関する「ちょっと聞きにくい疑問」を紹介していきます。身近な例がたくさんあるので、ぜひ参考にしてみてください。

　第3章では、少しだけ専門的な「ホワイトニングの根拠」を紹介します。体の中で薬剤がどう作用するのか、どのような根拠で白くなるのかなど、理解できたら誰かに話したくなるような、科学的な解説をしていきます。

　第4章では、ホワイトニングを含め「お口」に関する知識をアップデートしていただきたく、最近の研究によって解明された新しい考え方や治療機器を紹介します。一般の方に広く「お口」のこと、「歯」のことを知ってもらいたい、大切にしてもらいたいという思いで紹介しますので、読んだ後はきっとご自身のお口に愛を感じられると思います。

　それでは、ぜひとも最後までお楽しみください！

第2章

エピソードで読む

ホワイトニング

Q&A

ホワイトニングをすると「人生が変わる」ってほんと？

口元に自信を持つことができると笑顔も増え、
コミュニケーションを円滑に図ることができます。
つまり、人生を変えることは可能です！

　私立高校に通っていた男子です。高校生のときに服装や髪型に興味が出てきたのと同時に、自分の歯の色が気になりはじめました。友達と話していても相手が自分の口元を見ているような気がして、歯を見せて笑顔で話すことができなくなっていました。悩んだ末に歯科を受診し、いろいろと方法があることを示してもらったうえで、医療ホワイトニングを受けることに決めました。

　ホワイトニングで歯の色は自然な色になって、自分の外見に対するコンプレックスが消えたように感じました。それからは友達と積極的に話すことができるようになり、たくさんの友達ができました。そして大学へ進学した現在では彼女もできて、授業やサークル活動で充実した日々を過ごしています。

　高校時代は誰かと話すのがつらくてたまりませんでしたが、今では自分に自信がついて、人と話すことがこんなにも楽しいものなのかと実感しています！

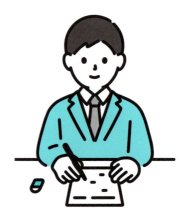

ホワイトニングを希望した理由は？

　マーカーで示した部分について、考えてみましょう。
　ホワイトニングに興味を持ったそもそもの理由はどこにあるのでしょうか。
　歯科医院では、治療前に十分な問診・カウンセリングをし、理由がどのようなものかによって、ホワイトニング方法や、色調を提案しています。自分の気持ちを素直に伝えてみましょう。

POINT

前向きな理由／やや後ろ向きな理由

前向きな理由

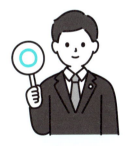

結婚式、入学式・卒業式、面接に向けてなど、イベントに向けて歯を白くしたい

やや後ろ向きな理由

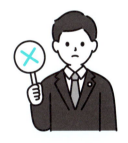

歯の色がコンプレックスで、家族や友達に「歯が黄色いね」など指摘されたので歯を白くしたい

「前向きな理由」の方は「できれば歯を白くしたい」という考え方が多いようです。一方で「やや後ろ向きな理由」の方は「絶対に白くしたい」という強い意志を持った方が多いようです。

治療のながれ（今回の患者さんの場合）

　歯科医院で行うホワイトニングは、必ず患者さんのお口の中を検査してから治療をはじめます。したがって、患者さんごとに方法や期間は異なります。

　例として、今回の患者さんの場合の治療の流れを見てみましょう。

①歯のクリーニング

　初診としてお口の中を見たところ、むし歯もなくとても健康的なお口の状態でした。そして、気になる歯の色は、飲食物によって歯の表面に着色汚れがあるということがわかりました。原因がわかったので、はじめに、歯のクリーニングをする提案をしました。

　クリーニングは、歯科衛生士による歯磨きの指導の後、専用の道具を使って、歯の表面の汚れをとる方法です。このクリーニングだけでも、とてもきれいになります。そして、ここで学ぶ歯磨きの方法は、ホワイトニングの後の日常生活でもとても役に立つのでしっかり身につけることをお伝えしました。

②歯のホワイトニング（漂白）

　歯のクリーニングでいったん満足されて様子を見ていましたが、もっと歯が白くなるといいなという気持ちが芽生えたそうです。そこで、家族と相談して、次のステップであるホワイトニング（漂白で歯自体の色を改善する方法）を行うことにしました。

③ホームホワイトニング

　再度、歯の状態を確認し、希望に沿った「ホームホワイトニング」で歯を白くすることにしました。

What is WHITENING

ホワイトニングをすると「人生が変わる」ってほんと？ Q 01

　「ホームホワイトニング」とは、歯の型をとり、自分専用のマウスピース（専門用語でカスタムトレーといいます）を作って白くする方法で、マウスピースに専用のホワイトニングジェルを入れて毎日続けるというものです。装着時間はホワイトニング材によってことなりますが「毎日120分間、12日間」、「毎日90分間、12日間」、「毎日60分間、10日間」などがあります。

　最後は希望どおりの歯の白さとなり、満足されていました。白さを維持するため、歯磨きも毎日丁寧にされているそうです。

治療にむけて、大切なことは

　歯の白さについて、実は自分が思い描いている「白さ」のイメージと、客観的に見て自然な「白さ」に大きな違いがあることがよくあります。

　治療を希望される方の多くは「白さ」への憧れが強いため、「その色だと不自然に見えてしまうかも？」というくらいの「白さ」を希望されることも多くあります。

　人それぞれ個性があるように、ホワイトニングの効果にも個性があり個人差があります。変色の色味や年齢、変色している部分や歯の質などによって効果は異なるのです。そのため、治療をはじめる前には、歯科医師が診査・診断して、その方に適したホワイトニング方法を提案します。

　私たち歯科医師は、どのような理由であっても、ホワイトニング治療に満足してもらいたいと考えています。そのため、自分自身の思いや考えを遠慮なく伝えてくださいね。

　一緒にゴールのイメージを共有して治療していきましょう！

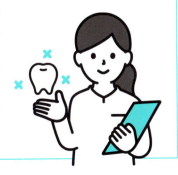

エピソードで読むホワイトニングQ&A | 25

What is WHITENING
Q | 02

ホワイトニングは「歯を白くするだけ？」

ホワイトニングは歯を単に白くするだけではありません。
むし歯や歯周病の予防効果があります。

　33歳の男性です。内装業の仕事が軌道にのってきたので、これからは自分のやりたいことをしたい！　と考えています。やりたかったことの1つに、「前歯の色をきれいにする」というのがあり、さっそく診てもらうことにしました。

　初診のとき、歯周病があることがわかったので、まず歯周病の治療をして、その後にホワイトニングを行うことになりました。そして、前歯の被せ物を含めたお口全体のホワイトニングの治療をしていただきました。おかげで違和感のないきれいな白い歯になりました！

　現在では、白さを保つための定期的なホワイトニングをしながら、お口の中全体のメインテナンスのために来院しています。ホワイトニングの前に歯周病やむし歯を治療したので、現在ではむし歯はなく、歯周病の状態もよくなっています。そして、ホワイトニングには、むし歯や歯周病の予防効果もあると聞いたので、お口全体が健康になったようでとても満足しています。

　今では、2つ目の目標だった「ハンバーグのお店」をオープンし、とても充実した人生を送っています！

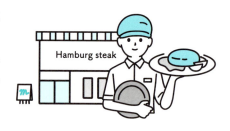

ホワイトニングは、歯質を強くします！

「ホワイトニングに用いる薬剤には、むし歯菌や歯周病原細菌の殺菌効果と、むし歯や歯周病の予防効果がある」については、驚きの情報ですが本当のことです。さらに、ホワイトニングにより歯質は強化されます。

その理由について、ちょっと難しいですが「再石灰化」と「ペリクル」のお話をします。

POINT

「再石灰化」と「ペリクル」

再石灰化

食事をすることや、歯の隙間にいる細菌によって口の中が酸性になると、歯の表面のエナメル質からカルシウムやリン酸が溶け出します。歯磨きなどをして口の中が中性になると、唾液（つば）の中に溶け出したカルシウムやリン酸が再び歯に吸収されて、結晶化します。このようなサイクルを「歯の再石灰化」といいます。

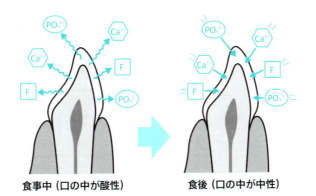

食事中（口の中が酸性）　　　食後（口の中が中性）

POINT

ペリクル

歯の表面は、エナメル質でできています。歯は口の中にあるため、唾液の作用によって表面に「ペリクル」という薄い膜ができます。

この「ペリクル」は、歯の表面を守る役割もありながら、むし歯の原因になる歯垢がつきやすくなるという、うれしくない効果もあります。歯磨きでも少しは取れますが、口の中はつねに唾液が満たされているため、すぐにペリクルができ、歯を覆います。

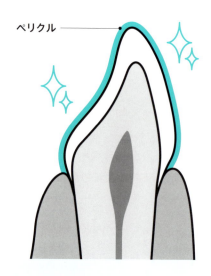

ホワイトニングは「歯を白くするだけ？」 Q.02

薬剤で「ペリクル」を落とす

　「再石灰化」と「ペリクル」の関係がわかったら、後は簡単です。「ペリクル」は歯を覆っているので、「再石灰化」のスピードを緩やかにしていますが、ホワイトニングで用いる薬剤は「ペリクル」をはがします。そして「ペリクルがない状態」の効果が持続するため、「再石灰化」のスピードは「ペリクル」があるときと比べて速くなります。そのため歯が硬く、強くなるのです。

　また、ホワイトニングの薬剤は、消毒薬の「オキシドール」の仲間です。幼いころ、擦り傷にオキシドールを塗ってもらった記憶もあるのではないでしょうか。そのような消毒（殺菌）効果がある薬剤ですので、唾液の中で生きている細菌や歯周病原細菌に対しての殺菌効果も期待できるのです。

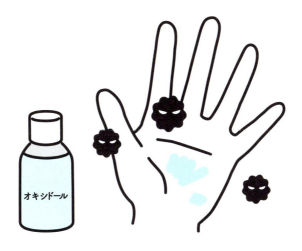

治療の流れ(今回の患者さんの場合)

例として、今回の患者さんの場合の治療の流れを見てみましょう。

①ホワイトニングの前に

歯周病やむし歯がある状態でホワイトニングをすると、十分に漂白効果が出にくいだけでなく、ホワイトニングをした直後に、冷たいものがしみたりする「知覚過敏」の症状が出やすくなります。そのため、ホワイトニング治療の前に、しっかりと歯周病の治療を行い、歯肉の炎症を取り除きました。

②ホワイトニングで白くなるのは天然歯のみ

ホワイトニングで白くなるのは、生まれ持ったそのままの歯＝天然歯(本来の歯質)のみです。後から治療した詰め物や被せ物は白くなりません。ホワイトニング治療をされた後、天然歯の色が白くなったため、差し歯との色の違いがとても気になるようでした。そこで、白くなった天然歯に合わせて被せ物を作り直しました。

また、ホワイトニングで白くなった天然歯の色は、生活のなかで少しずつ色が元にもどってきます。新しく治療した差し歯の色と、天然歯の色の差が気になってきたら、再度ホワイトニングをして、口元全体の白さをキープするといいでしょう。

ホワイトニングは「歯を白くするだけ?」 02

ホワイトニングで白い歯を手に入れるには口の中の環境を整えることが重要

　ホワイトニングによって白い歯を得るためには、まずはじめに、歯周病やむし歯がある場合は治療して、歯肉の炎症を取り除くことがとても重要です。

　また、白さを維持するためには、歯科医院でのメインテナンスがとても大切です。ホワイトニングによって得られた歯の白さは、永久に続くものではありません。その白さを維持・回復するためには、定期的にホワイトニングすることが必要です（これをタッチアップと呼びます）。

　このように定期的にホワイトニングを行うことで、むし歯や歯周病予防の効果も持続するため、結果的に口の中の良好な環境を持続することができるのです。

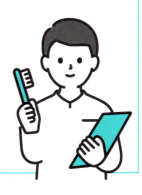

What is WHITENING
Q.03

ホワイトニングは何歳からできるの？

A

ホワイトニングは大人だけのものではありません。
エックス線検査で歯科医師が可能と判断すれば、
中学生でもホワイトニングをすることができます

　12歳のころの話です。当時、スマートフォンでアイドルの画像を見ていて、歯がとてもきれいなことに気づきました。それに比べて自分の歯はあまりきれいではないなあと、とても気になっていました。

　そこで、母に相談して一緒に歯科医院に行き、ホワイトニングをしたいと相談しました。先生に口の中を見てもらった後、いまはまだホワイトニングをすることができないと言われてしまいました。理由は、永久歯の歯根（根っこ）がまだ完成していないので、ホワイトニングはできないということでした。

　すぐに治療をはじめられなくてがっかりしましたが、そのときをじっくり待ち、15歳になったとき、もう一度歯科医院に相談しました。そこで、ようやく歯根が完成したとのことで、待ちに待ったホワイトニングを行うことができました。憧れの白い歯を手に入れ、とてもうれしかったです。

　30歳を過ぎたいま、このホワイトニングをした経験から、人をきれいにして幸せにすることにやりがいを感じ、美容師として活躍しています。

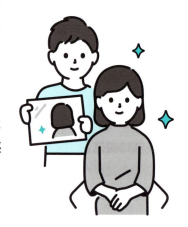

ホワイトニングには、永久歯が関係しています

　本書内でいう「ホワイトニング」は、漂白によるホワイトニングを指しています（P.19参照）。この方法では、薬剤を使用するため、薬剤が強すぎると、歯がしみることがあります。

　「キッズホワイトニング」とうたっている医院があるかもしれませんが、漂白によるホワイトニングではない方法で歯を白くしていると思います。

　安心して行うためには、歯の根が完成した年齢以降で行うのがいいでしょう。その方が効果も持続し、結果的に満足度が高い治療が受けられます。

エックス線検査で歯根をチェック

神経がある歯（生活歯といいます）のホワイトニングは、永久歯の歯根が完成してからしかできないため、エックス線写真撮影をして、歯根の状態を確認します。高校生くらいの年齢になれば、多くの方がホワイトニングをすることができると思いますが、個人差がありますのでしっかりと検査してもらいましょう。

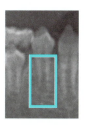

歯根未完成

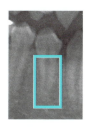

歯根完成

避けたほうがいい人もいるの？

　歯根の問題さえクリアすれば、基本的に誰でもホワイトニングをすることができます。しかし、「無カタラーゼ症」の方や、妊娠中、授乳中の方はホワイトニングを避けた方がいいでしょう。また、光線（紫外線）過敏症の方や、重度の呼吸器疾患の方も、ホワイトニングの方法によっては対応が難しい場合があります。詳しくは歯科医院で相談してください。

(P O I N T)

ホワイトニングができない人

無カタラーゼ症
ホワイトニング材には「過酸化水素」の成分が入っていますが、無カタラーゼ症の方は、これを体内で分解できない体質のため、ホワイトニングはできません。

光線過敏症
日光に当たると、すぐに皮膚が赤くなり炎症を起こす「光線過敏症」の方は、歯科医院で行うオフィスホワイトニングを行う際には注意が必要です。必ず歯科医師に相談してください。

重度呼吸器疾患
喘息など、呼吸器に疾患がある方は、オフィスホワイトニングの薬剤の刺激でせき込むことがあります。その場合はホームホワイトニングを選択します。

ホワイトニングは何歳からできるの? Q 03

ホワイトニングは あせらないこと

　ホワイトニングは、条件が合えばどなたでもトライすることができる治療法です。歯根の状態や、保険診療ではなく自費診療になるため治療費の問題など、すぐにホワイトニングを決定することができない場合でも、決してあせらないでください。歯の色が気になるからと歯ブラシでゴシゴシこすっても、変色は変わりません。かえって歯の表面の歯質が削れて、色が濃くなっていきます。

　また、ホワイトニングは、高齢になってもできる治療法です。ホワイトニングしたいという希望を持ち続けていれば、必ずそのチャンスはきます。それまでは、むし歯や歯肉炎を作らないように、毎日丁寧に歯磨きをしましょう。

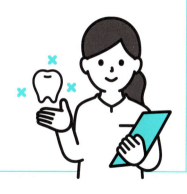

高齢でも
歯は白くなるの？

A ホワイトニングには、年齢の上限がありません。歳を重ねても、口元を美しくきれいにするのは恥ずかしいことではありません。思い切って歯科医院で相談してみましょう！

　67歳の男性です。近ごろ、親戚で集まる時には、いつも歯の話題になります。「入れ歯が合わない」「歯がぐらぐらする」「インプラントの治療をした」「セラミックの被せ物を入れた」など、口にまつわる悩みや自慢話が飛び交います。でも私は、自分の口の中の状態に自信がなく、あまりその会話には参加してきませんでした。

　しかし、いろいろ話を聞くと気になってくるもので、苦手な歯科医院ですが、一度口の中をきちんと整えるぞ！　という気持ちで受診してみました。

　さまざまな治療をしていくなかで、「ホワイトニング」というものがあることを知り、60代後半の私でもできるのか不安でしたが、問題なくできるとのことで、せっかくの機会なのでチャレンジしてみることにしました。自分の歯を白くホワイトニングをした後で被せ物を入れて治療完了。見た目もきれいな歯になり、自分の口元に自信が出てきました。

　いまでは親戚の間でも注目される、自慢の口元になりました。

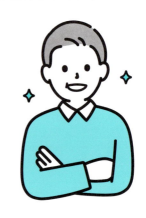

ホワイトニングには、年齢の上限はありません

　近年、高齢という線引きもあやふやになってきていますね。実年齢を聞いて驚くような方がたくさんいます。みなさん健康に気をつかい、元気に過ごされている印象があります。ホワイトニングはエピソードでも紹介したとおり、年齢に関係なく行うことができます。ただし、若い方と比較すると、歯の質は異なります。経年劣化のような、自然な質の変化です。

　具体的には、高齢の方の歯は「無機質」という成分が多くなり、歯の石灰化度が高くなっている状態です。この歯の質の変化によって、ホワイトニングの効果が出にくくなります。したがって、ホワイトニング自体は問題なく行えますが、若い方と比べてホワイトニングの効果が出るまでに時間がかかります。

POINT

年齢による歯質の違い

歯の成分はおもに無機質（ハイドロキシアパタイト）と有機質（コラーゲン線維）で構成されています。

若い方

無機質の石灰化度は低く、歯髄腔という歯の神経が入っている空間が大きい傾向にあります。
したがって高齢者と比較して歯質の厚みが薄いです。

高齢の方

無機質の石灰化度は高く、歯髄腔が小さい傾向にあります。歯質の厚みが厚いため、外からの刺激に反応しにくいのが特徴です。

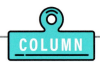

最近の歯周病治療について

　最近の歯周病の治療では、治療法の進歩によって「歯を抜かずにできるだけ歯を保存しよう」とする治療に変化してきました。

　以前までの治療では、ぶよぶよと腫れて炎症を起こしていた歯肉を引き締める治療でした。これはよいことなのですが、治療によってかえって歯の根（歯根）がむき出しになってしまうことがネックでした。この歯根は「むし歯になりやすい」というリスクがあるため、歯周病の治療後はむし歯に注意しなくてはいけない状況でした。

　そこで、ホワイトニングを活用する方法が考案されました。ホワイトニングには歯周病やむし歯の予防効果があるため、どちらのリスクも抱えているような方や高齢の方にはおすすめなのです。

オーラルフレイルって知っていますか？

　高齢の方と一緒に食事をしていて、「食べ終わるのが遅いな」「食べこぼしが多いな」「食べる時によくむせるな」「食べる量が減ったな」と感じることはありませんか？　それは「オーラルフレイル」かもしれません。

　「オーラルフレイル」とは、口の機能の衰えのことで、舌や口の周りの筋肉の力が低下したり、唾液の量が減った時にみられるお口の機能が低下した状態をいいます。

　自分のことや、家族のことなど思い出してみてください。少しでも心当たりがあれば、歯科医院で相談しましょう。歯科医院ではきちんと検査をして状態を見るので、必要なトレーニングやマッサージなどを指導してもらえます。

　口腔機能の低下を食い止めるためにぜひ受診してくださいね。

高齢でも歯は白くなるの？ 04

高齢の方こそホワイトニングを！

　ホワイトニングは、ただ単に歯を白くするだけではありません。歯周病やむし歯といったお口の中の病気への予防効果はもちろんのこと、口元が美しくなることによって気分が変わり、外出をしたり、旅行を楽しんだりする心の余裕も増えます。日常とは別の刺激を受けたり、知っている方、知らない方を問わずたくさんの方とコミュニケーションを取ることは、認知症の予防にも効果的といわれています。

　ホワイトニングによって歯を白くすることをきっかけに、人生のQOL（生活の質）を向上させることができるなんて、すてきな治療だと思いませんか。

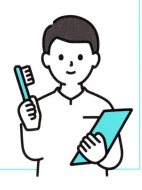

What is WHITENING
Q | 05

飲食物による歯の変色は白くできるの？

変色した理由をしっかり診査し、
適切な方法を選択することで、白くできます！

　18歳の女性です。2〜3ヵ月前から、歯の色が気になっていたため、母に相談し、母が通っている歯科医院に一緒に行きました。
　インターネットで検索したところ、抗菌薬を服用していると、薬の種類によっては歯が変色すると書かれていました。先日飲んだ薬で色がついてしまったのではないかと思ったからです。
　診察してもらったところ、私の歯の変色（着色）は、飲食物によるものだということがわかりました。そういわれると、ちょうど歯の色が気になりはじめた少し前から、いろいろなフレーバーティーに興味を持ち、1日に何杯も紅茶を飲んでいたことを思い出しました。抗菌薬ではなく、紅茶が原因だったのです。

　原因がわかったので、歯の表面を歯科専用の器械でクリーニングしてもらうことになりました。
　治療後はとてもきれいな歯になり、母もほっと胸をなでおろしていました！

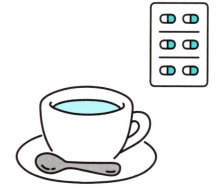

変色した理由のトップは「飲食物」!

　乳歯から永久歯に生え変わる時期は、だいたい6歳前後から12歳前後です。すべての歯が永久歯になっている中学生や高校生になると、自分で好きなものを買って食べる機会が増えるようになりますよね。

　永久歯が生えてからの歯が変色してしまう原因としては、飲食物による着色が一番多いです。コーヒー、紅茶などの子どもでも飲める飲み物をはじめ、大人になってからのワインやタバコといった嗜好品でも着色します。珍しいところでは「飲泉」といって、健康のために温泉のお湯を頻繁に飲むことでも起こります。

　この患者さんがインターネットで検索して、心配していた「抗菌薬による歯の変色」については、永久歯の歯冠ができる際に、薬剤の成分が歯に取り込まれることによって起こるものなので、永久歯が生える前(生まれてから6歳ごろまで)のことが原因になって起こるものです(P.43 参照)。

POINT

歯の着色に影響する食べ物

- コーヒー、紅茶、緑茶、ワイン
- 鮮やかな色の飴、ガム、かき氷
- スポーツドリンクやエナジードリンクなどの酸性度が高く、色素も含んでいるもの
- ソース、ケチャップ、醤油などの調味料
- ビーツなどの自然の色素が強いもの
- たばこ

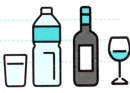

着色予防に効果的な方法

　いくら着色が気になっても、好きなものをやめてしまうのはもったいないですね。着色が気になる食べ物を食べたり、飲んだりしたときに、一時的にでも予防できる方法はいくつかあります。

・水を飲む、うがいをする

　水は色素を薄めてくれるので、着色汚れが歯に付着するのを防いでくれます。

・着色しやすい飲み物の場合は、ストローを使う

　着色しやすい液体が口の中に広がって直接歯に触れる時間を短縮できます。

・食後に歯を磨く

　着色だけでなく、むし歯も予防できるので一番効果的な方法ですね。最近は、歯を傷つけずに効果的に着色を取り除くことができる歯みがき剤も多く発売されています。

着色と思っていたら「むし歯」ということも？

　歯の色が変わってきたと思ったとき、着色なのかむし歯なのかはすぐにはわかりません。

　むし歯の場合、口の中の汚れである「プラーク」が歯の表面のエナメル質を溶かしていくことで、徐々に溶かされた部分が黒く見えるようになります。

　むし歯による着色は、クリーニングでは取り除くことができません。歯科医院ではエックス線写真やレーザーなど、さまざまな機器を用いてむし歯かそうでないかを診断しています。

飲食物による歯の変色は白くできるの？ Q 05

抗菌薬が影響する「テトラサイクリン歯」って？

　永久歯が体の中で作られる0歳から6歳までの間に、テトラサイクリン系の抗菌薬を大量に飲んでいると、薬の副作用として、歯の変色が起きます。

　2025年現在では原因として広く知られているため、特別な理由がないかぎり変色するほどの抗菌薬を処方されることはありません。

テトラサイクリン歯の原因

Step1　0～6歳ごろ、永久歯の歯冠ができる際に、テトラサイクリンが歯の中に取り込まれます。

Step2　歯の中(象牙質)の成分と反応して、テトラサイクリン-リン酸塩を形成します。

Step3　永久歯が出てきて太陽光線に当たると、光化学反応により色調が変化します(黄色から褐色)。

歯の成長 →

テトラサイクリンによる変色が出る

Step1	Step2	Step3
テトラサイクリンが取り込まれる	象牙質内に取り込まれる	永久歯が生える

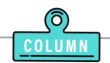

歯の詰め物や被せ物、差し歯や入れ歯は白くなりません

　ホワイトニングで作用する漂白効果は、生まれ持った自分の歯、すなわち「天然歯」にのみ有効です。したがって、歯の被せ物や詰め物には漂白効果は得られません。

　あるとき、歯周病と差し歯の治療を希望された患者さんがやってきました。治療の優先順位として歯周病のほうが高かったため、歯周病を先に治療しました。そして、その歯周病の後に「ホワイトニング」でむし歯予防も行えることを説明したところ、ホワイトニングで歯を白くしてからその歯の色にあった差し歯を作りたいという希望が出てきて、要望どおりの治療をしました。

　ただしホワイトニングで得られた白さは永久的ではありません。その白さを維持するためには「タッチアップ」という、ホワイトング後に生じる色の後戻りを改善して白さを維持・回復するために行うホワイトニングが必要となります。
　歯の被せ物や詰め物は再調整できるので、差し歯と天然歯の色合いの差が気になったときには、歯科医院に相談してください。

飲食物による歯の変色は白くできるの？ 05

歯の変色の原因はさまざまです

　歯自体の変色は、クリーニングでは除去することはできません。
　一方で着色は、クリーニングで除去することができます。最近は着色汚れに対して優れた効果をもつ歯みがき剤も発売されています。これらは以前のように歯みがき剤でこすりとる作用のものから、汚れを歯から浮き出させて、優しく取り除く作用のものに変化しています。したがって、まず歯ブラシに適量をとり、着色が気になるところから磨きはじめて、全体を磨き、最後にもう一度着色が気になるところに戻って歯磨きを終えると、効果的です。
　しかし、そのような歯みがき剤でも頑固な着色汚れを取り除くことはできません。汚れを取り除きたい一心で、強く歯ブラシで何度もゴシゴシ磨き過ぎると、歯の表面や歯肉が傷ついてしまい、痛みを伴うこともあります。
　また、汚れかな？　と思っても、むし歯などの原因による着色は、歯磨きでは改善されません。
　「歯の着色が気になる」という理由でも歯科医院ではしっかり対応してくれますので、気軽に相談することをおすすめします！

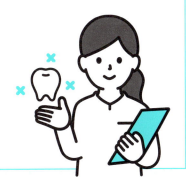

What is WHITENING
Q | 06

エステやカフェでも ホワイトニング ができるの？

A
歯科医院で行うホワイトニングとは別物です。
歯科医院で行う「医療ホワイトニング」は漂白効果が高く、
安全に白くすることができます。

　19歳の女性です。白い歯に憧れ、インターネットで見つけた「セルフホワイトニングサロン」に興味を持ち、行ってみました。そのサロンは、自分で歯磨きをした後、自分で歯に専用の薬剤を塗り、光を当てるシステムで歯を白くするというサロンでした。自分で薬剤を塗るのか〜と思いながら数回通ってみたところ、歯の色は少し明るくなったように見えました。サロンを出るとき、ふとサロンの店員さんの歯の白さが、自分の白さと違うことに気がつきました。私もそんな色になりたくて、思い切って店員さんにたずねてみたところ、歯科医院で「医療ホワイトニング」を行っているとのことでした。そこで私も、サロンではなく「医療ホワイトニング」をしてみようと、歯科医院を探してみました。

　歯科医院では、はじめにエックス線写真を撮り、むし歯や歯周病がないかどうかをチェックしてもらった後、「ホームホワイトニング」という方法でホワイトニングを行いました。治療が終わった後の歯の色はとても白く明るくなり、希望どおりの色になってとても満足しました。

　歯がきれいになったことで、笑顔に自信がつき、ミスコンテストに出場してグランプリを受賞することができました！

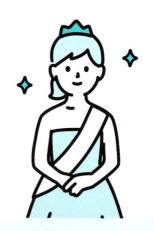

エステやサロン、カフェのホワイトニングと「医療ホワイトニング」は別物です！

　エステやサロンで行うセルフホワイトニング（非医療ホワイトニング）は、歯の着色汚れのみをとるもので、漂白効果に限界があります。一方、医療ホワイトニングは厚生労働省の認可を得た医療機器製品（過酸化水素や過酸化尿素を含んだ製品や光照射器など）を用いて、歯科医師または歯科医師の指示のもとで歯科衛生士が施術を行います。したがって歯の表面の汚れはもちろんのこと、歯自体の変色も改善でき、高い漂白効果が期待できます。

ホワイトニングの違い

	医療ホワイトニング	非医療ホワイトニング
施術責任者	歯科医師	とくになし（歯科医療者は関与しない）
施術者	歯科医師または歯科医師の指示のもとでの歯科衛生士	とくになし（歯科医療者は関与しない）
場所	歯科医療機関または歯科医師の指示のもとでの自宅	ホワイトニングサロン、エステサロン、自宅など
対象	歯の表面の着色汚れや歯質の変色	歯の表面の着色汚れ
方法	医療機器製品（過酸化水素や過酸化尿素を含んだ製品や光照射器など）	化粧品、ホワイトニング歯磨き剤（主成分：重曹、ポリリン酸、酸化チタンなど）
特徴	口の中全体を診査・診断したうえで施術する	むし歯や歯周病などの診査・診断はできない

セルフエステはトラブルの報告も

　医療ホワイトニングと、サロンなどで行う非医療ホワイトニングとは、まったく違うものだということがご理解いただけたかと思います。非医療ホワイトニングを行うサロン、とくにセルフエステのサロンについては、たくさんのお店があるなかで、適切な知識と対応力があり、自分が期待するような非医療ホワイトニングの効果が得られるサロンを見つけ出すことは難しいかもしれません。

　独立行政法人国民生活センターでは【「セルフエステ」の契約トラブルに注意！－特に「セルフホワイトニング」に関する相談が増えています－】というタイトルで啓発資料を作成し、広く国民に注意を呼びかけています。
(https://www.kokusen.go.jp/news/data/n-20240731_1.html)

　センターには契約に関することや、事前の説明と異なっているといった内容の相談が多く寄せられているようです。

　最終的にどこでどのホワイトニングを選択するかはご自分で決定することです。しっかり情報を集めてから契約に進みましょう。

　もし、契約にあたって不安に思ったり、心配に思うようなことがあったりしたら、最寄りの消費生活センターなどに相談しましょう。消費生活センターの電話番号は「188（いやや！）」番です。

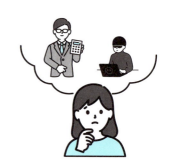

エステやカフェでもホワイトニングができるの？ 06

医療ホワイトニングはコストパフォーマンスが高い施術法です！

　医療ホワイトニングでは、まずはじめに歯科医師が診査・診断をします。むし歯や歯肉の炎症がある状況でホワイトニングを行うと、十分な漂白効果が得られないのはもちろんのこと、かえって痛みが出ることもあるからです。患者さんを守るためには、必要なステップです。

　このように医療ホワイトニングでは、患者さんのお口の中全体を捉えてから、最も効果的な漂白方法を提案します。加えて、使用する薬剤や医療機器は厚生労働省の承認を得たものを用いて治療するため、安全性が担保されていながら効果的なホワイトニングを提供することができます。

　非医療ホワイトニングと比べると、医療ホワイトニングのほうが費用は高いかもしれません。しかし、歯の漂白効果を考えると、満足いく結果を得るころには、結果として、コストパフォーマンスが高いと思っていただけると思います。

　いまは、インターネットの検索サイトやSNSで「ホワイトニング」と検索すると、さまざまな情報が出てきますよね。それらの情報はすべてが正しいものではありません。たとえ正しい情報であっても、あなたに適応するとは限りません。トラブルを防止するために、歯科医院で気軽に相談してみるのも1つの方法です。

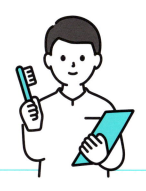

What is WHITENING
Q | 07

ホワイトニングには どのくらいの費用 がかかるの？

A

自由診療なので、歯科医院によって金額が異なります。ぱんだ歯科では、ホワイトニングの方法によって詳細は異なりますが、約3〜4万円位の費用がかかります。

　16歳の男性です。私は、生まれつき歯が黄ばんで見える変色歯で悩んでいました。

　遺伝性のもので、母も同様の変色歯でしたが、最近、歯科医院でホワイトニングを行って白い歯を手に入れていました。母を見て、生まれつきの歯の黄ばみも、ホワイトニングで白くすることができるのだとわかり、自分もホワイトニングをしたいと思いました。

　母に相談したところ、自分のお小遣いで行うならいいよ、と言ってくれたので、アルバイトをして貯金することにしました。

　4ヵ月頑張ってお金をためて、ようやくホワイトニングを行うことができました。

　施術の結果、母と同様に、歯の色調は明るく、白くなりました。いまでも白さを維持するために、定期的に歯科医院でメインテナンスをしてもらっています。

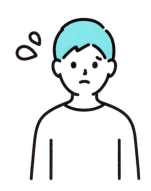

おおよそ3〜4万円で白くなります。

　これまで歯の変色には着色やむし歯、歯周病といった原因があると説明してきましたが、今回は生まれつきの歯の色に悩んでいたエピソードでした。「歯を白くしたい！」を目標にアルバイトを頑張ったエピソードには胸を打たれましたね。

　というところで、今回のポイントは、①生まれつきの変色歯についてと、②ホワイトニングの費用についてです。それぞれ細かな条件があるので、しっかり見ていきましょう。

POINT

なぜ歯の色は変わって見えるの？

　ちょっと話がそれるのですが、もともと白いと思っていた歯の色は、なぜいろいろな色に変わって見えるのでしょうか。

　私たちが普段見ている光は、さまざまな波長の光が混じり合ってできていて、特定の波長の光が目に入ることによって色を見分けています。それを「可視光」といいます。人間の目に見える可視光の波長の範囲は約380〜780ナノメートルで、一番長い波長は赤色に、短い波長は紫色に見えます。

　そして、私たち人間が色を判別できるのは、物質が光を吸収し、吸収されなかった波長の光が反射するからです。物質がどの光を吸収するかは、その物質ごとに変わります。たとえば草が緑色に見えるのは、赤色と青色の光を吸収して、緑色を反射するためです。

　つまり、歯の変色の原因物質はさまざまありますが、普段「白い」と思っていた歯に原因物質が混じることで、吸収・反射する光の色が変わるため、私たちの目には変色だと認識されるのです。

TOPIC 1

内因性の変色の原因

1. 遺伝性
　　a. エナメル質形成不全症、外胚葉異形成、
　　　 低ホスファターゼ症 ⇨ 褐色
　　b. 先天性中胚葉異形成 ⇨ 黒褐色
　　c. 先天性ポルフィン尿症 ⇨ ピンクから赤褐色
　　d. 先天梅毒 ⇨ 褐色から黒色
　　e. 象牙質形成不全症 ⇨ 青みがかった褐色

2. 代謝性
　1) カルシウム代謝異常
　　a. 小児急性発疹、先天性低タンパク血症、
　　　 糖尿病母体出生児疾病 ⇨ 褐色
　　b. 上皮小体機能亢進症 ⇨ 黒色
　　c. 上皮小体機能低下症 ⇨ 白亜色
　2) ビリルビン代謝異常
　　a. 過ビリルビン血症 ⇨ 緑色
　3) ビタミン欠乏
　　a. ビタミンA、ビタミンD欠乏 ⇨ 褐色
　　b. ビタミンC欠乏 ⇨ 暗色から褐色
　4) 内部吸収
　　a. 歯根の内部吸収 ⇨ ピンク斑

★可視光のイメージ

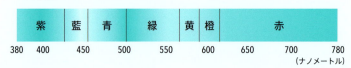

ホワイトニングにはどのくらいの費用がかかるの？ **07**

TOPIC 2

ホワイトニングの費用のあれこれ

　ホワイトニングは健康保険適用外の自由診療で、約3～4万円位の費用がかかります。もし、むし歯や歯周病の治療が必要な場合は、別途健康保険が適用される保険診療にて行い、その後ホワイトニングを開始します。

　また、ホワイトニング後に天然歯と修復物の色調が調和しない場合は、白い歯の色調に合わせて再修復します。再修復については、保険診療または自由診療のどちらでも選択できます。

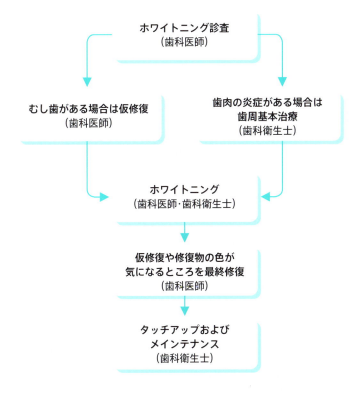

ホワイトニングにはどのくらいの費用がかかるの？ Q 07

ホワイトニングは自由診療

　ホワイトニングは自由診療のため、各歯科医院によって金額はさまざまです。金額が高いから白くなる、低いから白くなりにくい、というわけではありません。金額に大きな差がある場合、ホワイトニングに使用する薬剤の種類や施術方法の違いが影響していることもあります。

　ホワイトニングの費用について、歯科医院で相談することは恥ずかしいことではありません。歯科医師は、「歯のことを考えている前向きな患者さんだな」とうれしく思っていますよ。そして、思い切って金額のこともふまえて相談してみてください。必ず最善のホワイトニング方法を提示してくれるでしょう。

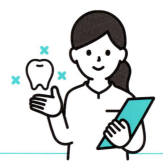

COLUMN

ホワイトニングは個別対応の時代

　近年、患者さんのニーズの増加にともない、医療ホワイトニングに用いる薬剤や医療機器が次々と開発されています。それに伴い、施術方法や施術時間も選択肢が増えました。まさに患者さんごとに個別対応ができるようになりました。そのためには、実際にお口の中を診査する必要があるので、電話やホームページによる質問では限界があります。直接歯科医院で、あなたにあったホワイトニング方法を相談してみてください。

第3章

「ホワイトニング（漂白）」の
科学的根拠

「変色」と「ホワイトニング（漂白）」の科学的根拠

歯磨きで落とせるもの、落とせないもの

　これまでのエピソードで、歯の色の変化にはさまざまな理由があることがわかりましたね。最終的にはホワイトニングで白くすることができるものですが、お部屋をこまめに掃除するように、「歯を白くする」ためには、日常生活で付く「汚れ」を毎日こまめに落とすことも大切です。日常的に行うお口の掃除＝歯磨きで落とせる汚れは、下記に示すものが対象です。

歯の変色の種類と歯磨きで落とせる汚れ

種類	見え方
①むし歯による着色	白色、淡褐色
②お口の中が衛生的ではない着色	
酸性の色素を出す細菌が生息している場合	緑色
非酸性の色素を出す細菌が生息している場合	黒色
③アマルガム、フッ化ジアンミン銀などの金属物による着色	黒褐色から黒色
④タバコ、コーヒー、お茶による着色	褐色、黄褐色

歯磨きで落とせる汚れ（外因性）はこれだけ！

56 ｜ 第3章

これらの「外因性の汚れ」は、歯磨きでもある程度落とすことができるので、毎日丁寧な歯磨きを心がけてみてください。ただし、着色の程度によって成果は異なります。また、過去についた汚れを歯磨きだけで劇的に落とすことは難しいです。「ガンコな汚れ」に対しては、歯科医院で専用の医療機器を用いることで、効率的に落とすことができます。

「ホワイトニング」の科学的根拠

漂白の作用機序

　さて、漂白作用を活用するホワイトニングでは、専用の薬剤を用います。ここで重要な役割を果たすのが「過酸化物」です。

　まず、お口の中を分子レベルのミクロで見てみると、歯の変色部分では、変色の原因物質が歯の成分（無機質と有機質）に強く結合しています。その結合が光の吸収や反射に作用することで、変色として私たちの目に映っています。

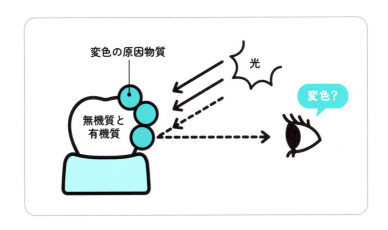

ホワイトニングをする材料（ホワイトニング材）に含まれている過酸化水素（H_2O_2）は、触媒によって別の物質に分解されます。たとえば図に示すように、酸性下では $H_2O_2 \rightarrow H_2O + O^*$ に、アルカリ性下では $H_2O_2 \rightarrow H^* + HO_2^*$ に分解されます。これらの分解された分子は、強い酸化作用を持っています。その力は、変色の原因である物質の結合を分解し、別の物質へと変化させることで漂白効果をもたらすのです。

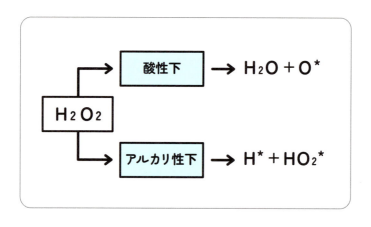

　この「過酸化物」による分子レベルの結合を活かした漂白では、アルカリ性下の分解で生じるフリーラジカル（水酸基ラジカル）は、酸性下の分解で生じる活性酸素よりはるかに酸化力が強く、それによって漂白作用も強力になるため、最近のオフィスホワイトニング材では、強い漂白作用を求めて、中性〜アルカリ性の材料が中心となっています。加えて歯科医院で行うオフィスホワイトニング材は、活性酸素や水酸基ラジカルを多くつくり出せるようになっており、短時間で高い漂白効果が出るのです。

より短期間で効果を求めるなら…

　この漂白作用を効率的に活用する方法があります。歯科医院で行うホワイトニングのなかで、自宅で行う「ホームホワイトニング」を継続しつつ、歯科医院で行う「オフィスホワイトニング」を併用すると、それぞれで用いられるホワイトニング材に含まれる過酸化物となる物質の量が違うため、全体の漂白完了までの期間を短縮することができます。

それぞれに有効な方法があります

　ホームホワイトニング材に用いられている「10％過酸化尿素」は、その約3.65％が「過酸化水素」に変化することで漂白効果を示します。この際に生じる水酸基ラジカルは少量ですが、持続的な漂白作用に貢献します。

　同時に過酸化尿素は約6.35％の尿素に変化することで、歯質のタンパク成分を分解します。この尿素が、失活歯（神経を失った歯）の変色の原因となる血液や有機質などのタンパク成分を分解するため、失活歯の漂白にはホームホワイトニングが有効なのです。

　少し専門的な説明になりましたが、歯科医師は「患者さんが求めるものに応じたい」とつねに考えています。そして、しっかりと事前に変色の原因を見極め、目標をすり合わせ、過剰ではなく最適な方法で治療できるよう選択肢を提案しています。

効果はどれくらい続く？　予防と対応

ホワイトニングの効果はどれくらい続く？

　さてさて、過酸化物に活躍してもらうホワイトニングですが、残念ながらその効果は永久的ではありません。ホワイトニング後、必ず元の色調に戻っていく傾向があります。しかしこれは後戻りなのでしょうか？　いいえ、後戻りではありません。

　ホワイトニングした後、「タッチアップ」と呼ばれるホワイトニングを再度行うと、色調は簡単に改善します。最初のホワイトニングの効果がしっかり出ているおかげで、再度のホワイトニングは短時間で済む……というわけです。

　ホワイトニング後の歯の表面は、湯飲みやカップと同じです。お茶やコーヒーを頻繁に飲んだり、飲んだ後に湯飲みをしっかり洗わなかったりすれば、すぐに着色してしまいます。つまり、適度

POINT
食器の汚れも漂白できれいに

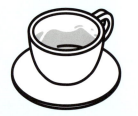 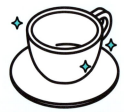

お茶やコーヒーを飲んだ後の食器にも、着色汚れが付きます。これらは漂白すると元の白い色になりますよね。歯も同様に考えるといいでしょう。

に追加の漂白をすることで、もとの白い色調にすぐに戻ることができるのです。

　また、タッチアップ以前に、ホワイトニング後にはご自身でのセルフケア（適切な歯磨き）が重要です。せっかく勇気を出して白くした歯を長く維持するために、適切なセルフケアとともに、定期的な歯科医院への通院で必要なタッチアップをし、白さのメインテナンスをすることが大切です。

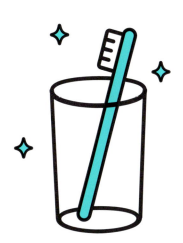

タッチアップをさらに詳しく！

　ホワイトニングの治療の後に、定期的なホワイトニングを行うことを「タッチアップ」といい、「再ホワイトニング」「追加ホワイトニング」「リタッチ」とも呼ばれています。「リタッチ」というと、白髪染めの部分染め直しを思い浮かべるかもしれませんが、まさにそのような原理です。ホワイトニング後に生じる色調の後戻りを改善し、白さを維持・回復するために定期的に行うホワイトニングを意味します。タッチアップはめんどうだとマイナスに捉える方もいますが、前章で何度も触れたように、ホワイトニングには、むし歯や歯周病予防の効果（これを「ホワイトニング・プリベンション」といいます）もあることをふまえると、タッチアップはメリットと考えることもできます。

POINT

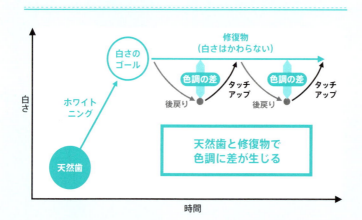

タッチアップのイメージ

OTCホワイトニング

OTC＝オーバー・ザ・カウンター

　「OTC ホワイトニング」とは、ドラッグストアなど歯科医院以外で手に入るホワイトニング製品のことです。日本で取り扱いが認められている OTC ホワイトニング製品には、先の項目で説明した高い漂白作用のある「過酸化物」が含まれていないので、効果が得られにくいとされています。さらに、使用期限の表示が義務化されていないため、購入時には注意が必要です。

　OTC 製品の代表的なもののひとつに、歯みがき剤があります。ホワイトニング効果をうたった広告がいくつか頭に浮かぶのではないでしょうか。その効果・作用はさまざまですが、多くの製品は着色物質を歯の表面から浮き上がらせて、それを優しくこすり取るという作用があります。

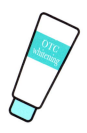

株式会社ジーシーに聞く！

ホワイトニングに特化した薬用歯みがき剤「ルシェロ歯みがきペーストホワイト」の効果！

薬用歯みがき「ルシェロ ホワイト」とは

　今回、私、ぱんだ先生は、ホワイトニング作用のある「薬用歯みがき剤『ルシェロ ホワイト』」のナゾを解明すべく、株式会社ジーシーにやってきました（ジーシーの本社には自社製品の展示施設があるのです！）。

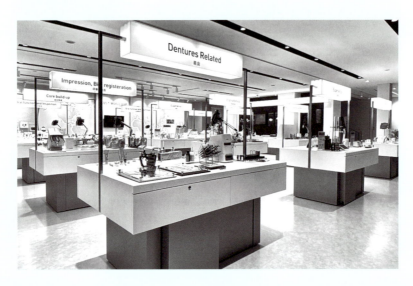

「ルシェロホワイト」とは？

 ジーシーご担当者さん、今日はよろしくお願いします！ さっそくですが、ルシェロホワイトについて聞かせてください。

こちらはご自宅での歯磨きでホワイトニング効果を得られる商品です。特長は「ライム（Lime）粒子」という粒子が含まれていることです。

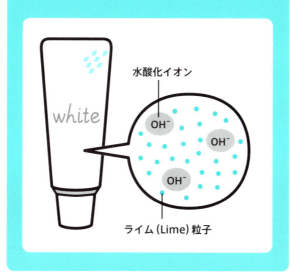

ふむふむ、なるほど。この「ライム粒子」とはどのような作用をするのでしょうか？

 ライム粒子は、清掃材として歯みがき剤の中に含まれています。もともとは「炭酸カルシウム」でできているこの粒子によって、歯みがき剤が弱アルカリ性（pH9.5）となり、着色成分であるタンパク質を化学的に分解してくれます。さらに、ライム粒子の粒が歯磨きで摩擦しあうことによって、機械的に着色成分を歯から取り除いてくれます。

 つまり「ライム粒子」は、着色汚れを分解して歯から浮き上がらせ、さらにそれを擦り取るという、2つの作用を持つのですね。

 はい、そのとおりです！　このライム粒子の元である「炭酸カルシウム」は、従来から「歯を傷つけない歯みがき剤の素材」として注目されていましたが、歯みがき剤に高濃度で含ませることは不可能だと考えられていました。

はい、私もずっと不可能だと思っていました。

 しかし、この「ルシェロ ホワイト」では、それを可能にするために弊社の新たな技術が用いられ、実現することができたのです！

 なるほど！ そのような新しい技術が用いられているのですね。

 はい！ 画期的な歯みがき剤です！

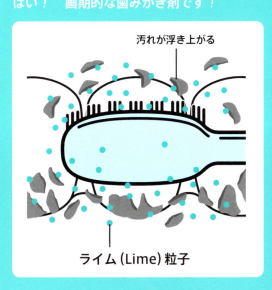

汚れが浮き上がる

ライム (Lime) 粒子

もっと効果的な使い方とは？

展示を見てみると、この歯みがき剤は、単にいつもどおり使うより、もっと効果的な使い方があるようですね。

はい、そのとおりです。製品が「化学的に着色を分解させる」ことを考え、歯みがき剤を歯ブラシにたっぷりと乗せて、着色が気になるところから磨きはじめるとよいです。そして、最後に再び着色が気になるところに戻って磨くと、効果的に着色を取り除くことができますよ。

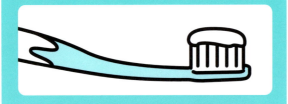

なるほど！
私もさっそく実践してみます！

第4章

お口にかかわる「最新」の話題

「歯周病」を知る！

知っているようで知らない「歯周病」

　本書では、これまで「ホワイトニング」を中心にお話をしてきました。そのなかで、ホワイトニングにおいても「歯周病」や「むし歯」といったお口の中の環境にも触れてきたとおり、この2つのお口に関する病気は、私たちの生活とは切っても切り離せないものです。とくに「歯周病」は、「全世界で最も蔓延している病気」として2001年にギネス世界記録に認定されているほどの病気です。これくらい全世界でも認知度があり、人類史上最も多い罹患者数（かかったことのある人）を持つ感染症なのです。
　と、ここでさらりと「歯周病」のことを「感染症」といいましたが、実は、風邪やインフルエンザと同様に、歯周病も立派な感染症です。多様な経路で歯周病原細菌がお口の中に入り、定住してしまうことで起きる感染症なのです。

感染したらすぐ症状が？

　しかしながら歯周病原細菌にはおもしろい特徴があり、それは「感染してもすぐに歯周病を発症するわけではない」ということです。「歯周病原細菌」とひと口にいっても、それらは数多くの種類があり、感染した後には歯と歯肉の隙間の空間で本人の免疫力に抑え込まれつつ、密かに何も悪さをせず静かに生きていきます。しかし、本人が体調を崩したり、ストレスなどで免疫力が低下したときには、一気に増えたり、周囲に生息する細菌の種類のバランスが変わってしまったりして、歯肉に炎症を引き起こすことがあります。それらがさらなる悪循環を生むことで、慢性的な歯周病へと変化していってしまうのです。こういった感染の仕方を「日和見感染」といいます。身近なものでは、体調不良の時に口唇に湿疹ができたりする「ヘルペス」も、日和見感染症の一種です。

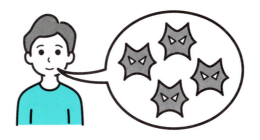

腸内フローラって？

　少し話は変わって、みなさんは「腸内フローラ」という言葉をご存じでしょうか。ヨーグルトや健康食品、免疫力アップをうたう食品などでよく使われる言葉ですね。これは、腸内に生息する多種多様な細菌たちが密集している様子が、まるでお花畑のように見えたことから付けられた呼び名で、少し専門的にいうと「腸内細菌叢」のことをいいます。「叢」とは「くさむら」のことです。

　この腸内細菌叢は、なんだかよいイメージが湧きますが、驚くなかれ「善玉菌」だけのすみかではありません。「善玉菌」「悪玉菌」「何もしない菌」が混在し、絶妙なバランスが保たれている場なのです。すべてが善玉菌と思っていた方も多いのではないでしょうか……。

　そして、腸内にさまざまな菌が生息しているなかで、時にそのバランスが崩れ、悪玉菌が優勢になり、何もしない菌も悪玉菌側に味方したりして（日和見）、体調に悪影響を与えるということが起こります。そんな時にはヨーグルトや整腸剤で善玉菌を増やして、腸内のバランスを整える……という環境改善を、私たちが自分のために行うわけです。

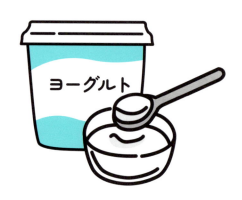

さて、その「腸内細菌叢」と似たような細菌叢が、お口の中にもあります。私たちの口の中には、100〜300種類、1,000億個以上の細菌たちがすみ着いています。そのうち、歯周病原細菌やむし歯菌といった細菌たちは、歯周や歯間のプラーク（歯垢）の中にすみ、そこで細菌叢をつくり、そのなかで多種多様な細菌たちとバランスをとり、時に栄養を供給しながら複雑に関係し合って生活しているのです。

　これを「口内フローラ」と呼びます。口内フローラは、外から来る細菌やウイルスが体内に侵入するのを防いでいるのも仕事の1つです。

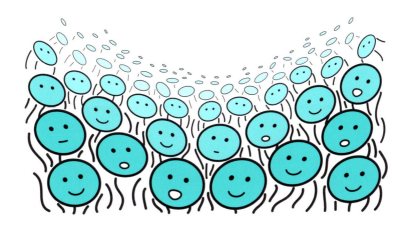

プラークすべてが悪いの？

　お口の中のプラークにすむ細菌、とりわけ歯周病にかかわる細菌にもさまざまな種類があります。最近の研究では、歯周病の進行に影響を与える注意すべき菌がわかってきており、それは「*P.g* 菌（ポルフィロモナス・ジンジバリス）」、「*T.d.* 菌（トレポネーマ・デンティコラ）」、「*T.f.* 菌（タネレラ・フォーサイシア）」の 3 種で、これらを歯科では「レッドコンプレックス」と呼んで警戒しています。そしてこれらの「レッドコンプレックス」がプラークの中に生息し、かつ異常繁殖することで、歯周病が進行していくこともわかりました。つまり、「すべてのプラークが危険なのではなく、レッドコンプレックスがいるプラークが危険」という認識に変わってきているのです。

　とある患者さんの例を紹介します。70 代の A さんと B さんは、同じ程度のプラークがついたお口の状態でした。A さんのお口の中を観察すると、歯周病が進行していて、エックス線画像でも歯を支える骨が溶けてしまっている様子がうかがえました。B さんのほうは歯周病の進行はなく、エックス線画像でも変化は見られず、骨は健康な状態でした。

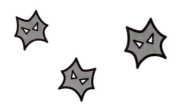

これは、Aさんのプラークにはレッドコンプレックスが多数おり、病原性が高いプラークだった、そしてBさんのプラークにはレッドコンプレックスがおらず（いたとしてもわずかであり）、病原性が低いプラークだった、ということです。

　このようにプラークの病原性の高さが歯周病と深い関係があるということがわかってきたことは、私たち歯科にかかわるものとしても非常に興味深い結果となりました。なぜかというと、口腔内細菌をまったくのゼロにすることは不可能だからです。不可能を可能にしようと躍起になっていましたが、そうしなくてもよい……という解釈もできるわけです。

Aさん(70代)

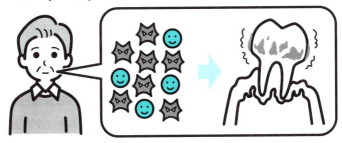

Bさん(70代)

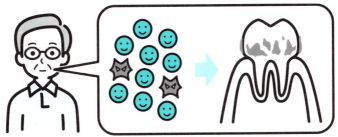

先にもお伝えしたとおり、細菌と私たちは、腸であれお口であれ、共存の関係を保ってバランスよく過ごすことが大切です。そのなかで、細菌をゼロにすることはできませんが「お口の中の細菌たちの病原性を低くする」ことはできます。

　たとえレッドコンプレックスがいたとしても、高い病原性を持つような増え方をさせず、適切に数を減らし、細菌同士のバランスが均衡するように調節するということは、日々のお口の清掃と、歯科でのクリーニングで可能です。ご自身の清掃では細菌の数を減らし、歯科でのクリーニングでは細菌の質をコントロールするということです。

　この両輪でもって細菌のバランスを取り、末永く自分のお口と歯を使っていきたいものですね！

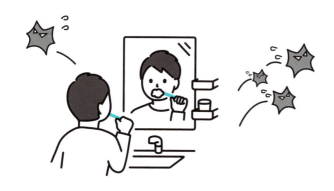

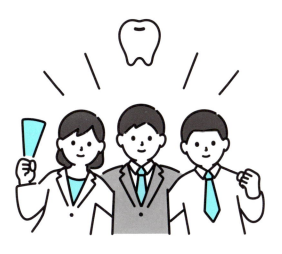

歯科治療機器の「いま」を知る！

　いま、みなさんの手元にはスマホやタブレットがあり、どこでも電波が飛び、いつでもインターネットにアクセスできます。そんな毎日を過ごしていますが、そもそもインターネットが一般的に普及したのは、1995年にwindows95が発売されたころでしょう。当初は電話回線を使って有線でインターネットに接続するスタイルでした。やがて電話もコードレス電話が誕生し、携帯電話が普及し、スマートフォンとなって……約30年で飛躍的に状況が変化しました。

　と、そんな30年のなかで、歯科界も飛躍的に進化しています。治療器具や薬剤、検査の方法や治療中のチェアーの材質にまで、あらゆる部分で新しい技術が活用されています。

　すべての願いは「患者さんの痛みが軽くなるように」。そんなアツい歯科界の「いま」の一部をご紹介します！

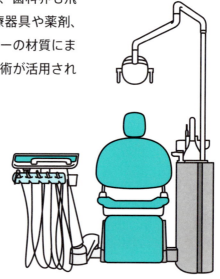

細かな作業には欠かせない！
歯科用マイクロスコープ

　歯科は、お顔やのどの周辺、全身の変化も診察しながら、中心に診察する範囲は、お口の中です。しかも歯と歯の隙間といった細かい部分や、さらには歯の内部にある神経といった細部の細部を目で見て確認しながら処置しています。当然、目でよく見て診療することが大切です。そのために、20〜30倍の拡大倍率を持った「歯科用の顕微鏡・マイクロスコープ」が開発されました。

　「歯科用マイクロスコープ」と呼ばれるこの機械の登場のおかげで、歯科の治療のなかでもとくに細かな作業となる「歯内療法（歯の中にある歯髄の治療）」では、治療成績が格段に向上しました。そして、むし歯の治療や被せ物の治療も「よく見える」からこそ、より精密に整えることができるようになりました。

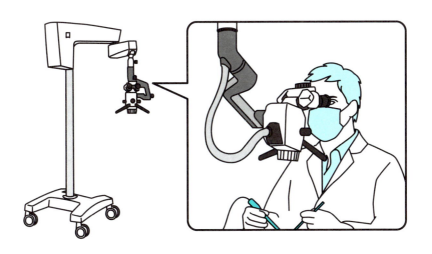

被ばく量も低減！
歯科用CT（コーンビームCT）

　病院などで精密検査を受ける際、「エックス線画像検査」や「CT画像による検査」をすることがあります。エックス線画像では、平面的（二次元）な画像から正常と異なる場所を見つけて診断するのに対し、CT画像では、立体的（三次元）な画像から診断します。CTのほうが、多方面からエックス線を当てることで体全体を輪切りにしたり（横断面）、縦切りにしたり（縦断面）して、くまなく異常を診察することができます。
　このCT画像診断の技術を歯科でも応用した、目から下、あご

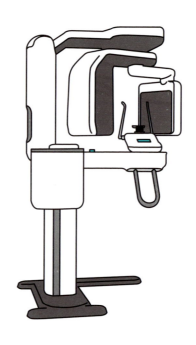

から上の部分だけを撮影する機械が「歯科用 CT」です。コーンビームという撮影方式を用いているため「コーンビーム CT」と呼ばれることもあります。

　歯科用 CT の撮影によって、たとえば、インプラント治療を行う際に、骨の厚みがどれくらいかを把握したり、歯の中の神経にかかわる治療（歯内療法）の際に、神経の形態を捉えたりしやすくなります。また、歯周病の進行や親知らずなどの抜歯を行う際に周囲への影響を慎重に把握するなど、より安全に治療を行うことができます。

　部分的なエックス線の照射なので、被ばく量も少なく、体への負担も軽く済みます。

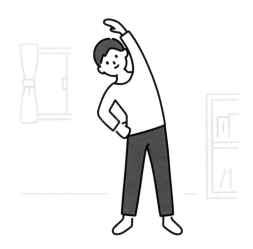

設計、削り出しはお任せ！
歯科用CAD/CAM

　CAD/CAM（キャドカム）システムと聞いてピンと来る方がいらっしゃるとしたら、建築や部品設計などのものづくりの現場に携わる方ではないでしょうか。なかなかなじみのない言葉ではありますが、製図や設計をデジタルで行うシステムのことをいいます。このシステムを歯科で応用するのが「歯科用 CAD/CAM」です。

　むし歯の治療で、歯に大きな被せ物をする際、いままでは寒天やシリコーンで歯の型を取って、そこに石膏を流し込んで歯の模型を作り、その模型に合うように被せ物を作って、患者さんのお口に入れて最終的にぴったり合うように調整していく……という作業が行われていました。

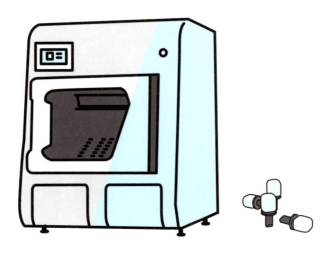

もちろん模型の型取り時点で歪みが生じていると、被せ物が患者さんに合わない……ということも生じるなど、各段階で非常に繊細に確認作業が行われており、なおかつ高度な技術が要求される治療でした。その分、時間もかかる治療でした。

　一方、歯科用 CAD/CAM を用いると、デジタル処理された被せ物ができあがるので、完成までの期間を圧倒的に短縮することができるようになりました。しかしながら、お口の中の状態をデジタルで捉えるために「口腔内スキャナ」というお口専用のスキャナで撮影するのにも技術がいるため、撮影がうまくいかないと、いくらデジタル処理されるとしても変形や歪み、合わないといった結果になってしまいます。

　ということで、便利な機械を使いこなすために、歯科医師は専用のトレーニング施設に通ったり、技術セミナーに通ったりして、技術向上に励んでいます。

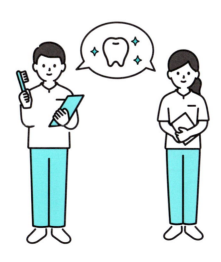

年代別「お口のリスク」の紹介！

　お口の中の環境は人それぞれで違いますが、おおまかな年代や性別で、歯を失ってしまう「リスク」があります。年代によって体の状態や生活習慣は変化するので、それぞれのステージにおける「リスク」と、それに適した「お口のケア」を知ることは、健康な毎日を過ごすための第一歩だと、私、ぱんだ先生は考えます。

　もちろん、ここで紹介するものだけが「リスク」ではありませんので、バランスよくお口を健康に保つことが大切ですが、気に留めておく1つのポイントであると捉えていただければと思います。

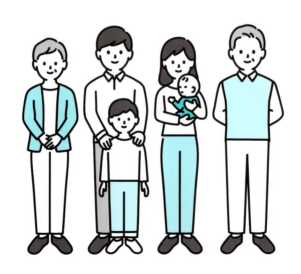

乳幼児期（0歳～）と、女性の妊娠・出産時

　私たちは、生後6～8ヵ月ごろから3歳ごろにかけて20本の乳歯が生えそろいます。この乳歯が生えそろう時期は生涯にわたるお口の健康のベースとなる大切な期間で、むし歯のリスクもさることながら、「食べる」「話す」といったお口の機能の適切な発達を獲得する大切な時期です。

　また、妊娠・出産後の女性はホルモンの影響を受けて、お口の中の環境に変化が生じるので、むし歯や歯周病になりやすいことがわかってきました。歯周病は早産や低体重児出産にも関連があるという報告もあるため、赤ちゃんと自分の将来のためにも適切な治療を受けましょう。

　加えて、授乳時の赤ちゃんの姿勢はとても大事です。最近、赤ちゃんの顔を見ず、スマホを見ながら授乳させるママさんがいます。この場合、赤ちゃんが無理な姿勢で授乳する場合があり、赤ちゃんが十分にミルクを飲む前に疲れてしまって栄養不足になったり、顎の発育に悪影響を及ぼす場合があります。ぜひ、赤ちゃんとアイコンタクトしながら授乳してあげてください。

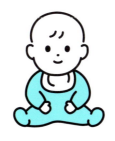

学童期（6歳〜）

　乳歯から永久歯（32本）への生えかわりの時期です。この時期は、歯がデコボコするために歯磨きをしても磨き残しが多くなります。さらに、おやつや炭酸飲料といったものを口にする量が増えるため、むし歯のリスクが高まります。磨き残しが生じやすい時期は、可能なかぎり保護者が仕上げ磨きをしてあげることや、日常のケアはフッ化物入り歯みがき剤を年齢に応じた適切な量で使い、定期的に歯科医院でフッ素の塗布をするなど、積極的にフッ素を取り入れるといいですね。

　また、むし歯だけでなく、ものを噛む力や舌の力の発育が不十分で、お口が閉じにくかったり、お口がつねに開いたりしている「お口ぽかん」という状態になるリスクも生じやすい時期です。

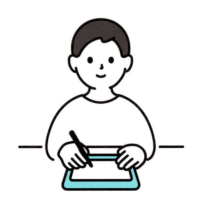

青年期（15歳〜）

　ホルモンバランスの乱れによって歯肉炎を起こしたり、歯周病に感染しやすくなる時期です。とくに女性はこの影響を受けやすいといわれています。歯科医院でブラッシング指導を受けて、適切な歯磨きを実施し、しっかりケアをしましょう。

　また、激しく接触するスポーツ活動では、歯を脱臼するリスクも生じます。ラグビーやホッケー、空手といったコンタクトスポーツでは、歯を保護するために、マウスピースをつけることが義務付けられ、そのほかのスポーツでも使用が推奨されています。

　歯科医院では、フィット感のいいオーダーメイドのマウスピースを制作することができますよ。

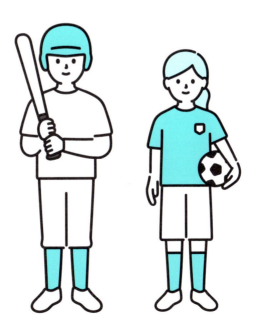

成人期（20歳〜）

　社会人となって仕事や家庭のことが忙しくなる時期です。お口のケアがおろそかになりがちで、歯周病が悪化したり、ストレスで歯がすり減るなどの症状が出たりすることもあります。

　ストレスで無意識のうちに歯を食いしばっていると、歯が欠けたり、顎の関節に負担がかかって顎関節症を引き起こすことがあります。歯に痛みが出たら、早めに歯科医師に相談し、適切な処置を受けましょう。

　また、食生活による歯の着色なども気になりはじめる時期ですね。そんなときは医療ホワイトニングも検討してみてください。

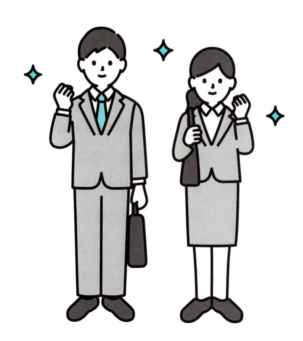

壮年期（50歳〜）

　50歳代以降、歯周病などの進行によって歯を失う人が増えてきます。年齢とともに歯ぐきが下がっていくことで、歯の根っこの部分が出てくることがあります。この部分は通常見えている歯よりもやわらかく、むし歯になりやすいので要注意です。

　また、加齢やストレスなどにより口腔環境が変わってしまう状況の中でも、一番のリスクは唾液の量が減ることです。これによって歯周病の進行を早めてしまい、歯を失うリスクが急激に高まります。歯周病は全身にさまざまな悪影響を与えるため、とくに注意したいものです。

　歯周病は、歯を支えている歯ぐきなど（歯周組織といいます）に炎症が生じ、歯ぐきが腫れ、顎骨がとけてしまうことで歯を失う病気です。歯や骨を失ってしまった場合は、骨再生誘導療法という治療で骨を再生し、インプラントで噛み合わせを回復するといった治療もあります。

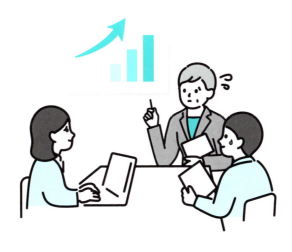

高齢期（70歳〜）

　全身の筋力が衰えはじめ、歯周病が進行するなど、全身にトラブルが生じやすい時期です。

　お口のまわりの筋力が衰えて「しゃべりにくい」「飲み込みにくい」といった症状や、歯が抜けて「食べにくい」といったお口のトラブルが、全身に影響していきます。このように、お口全体の機能が低下した状態を「オーラルフレイル」といいます。これが悪化すると「口腔機能低下症」という症状に移行し、老化がさらに加速します。

　お口は食事だけでなく、コミュニケーションに大きくかかわるため、人との会話や外出なども機能低下の抑制にはおおいに貢献します。

　適切なトレーニングやマッサージも有効です。お口の中の乾燥がひどい場合には、お口に潤いを与えるジェルやケアグッズを利用することも効果的です。

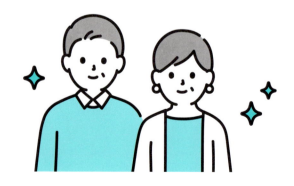

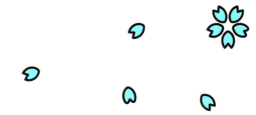

　いかがでしたか。お口に関するトラブルは、むし歯、歯周病だけではないことがおわかりいただけたかと思います。

　健康に、楽しく過ごすためには、お口の健康を保つことがとても重要です。楽しくおいしく食事ができ、会話を楽しむことがずっと続けられるよう、ご自身の唯一の「歯」のことを少しでも気にかけて毎日お過ごしいただければ幸いです！

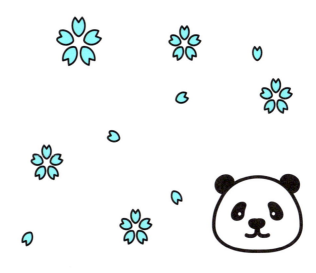

おわりに

　最後まで読んでいただき、ありがとうございます。「ホワイトニング」について頭の中は整理されましたか？

　現在は急速なソーシャルメディアの普及により「ホワイトニング」についても多くの情報を簡単に手に入れられるようになりました。興味があることを調べる際、書籍のみの情報源しかなかった時代から比較して、現在はインターネットで検索できることはもちろんのこと、生成 AI の進化により得られる情報量は、短時間で膨大となりました。また、高画質の写真や動画が簡単に見られるようになり、テレビや SNS で活躍している方の歯並びや、歯の色の印象も鮮明に伝わってくるようになりました。それがゆえに、世の中で輝いて活躍している方々の容姿と自分とを比較してしまうのは、自然の世の中の流れです。

　そのような流れの中で、みなさんが消化できないくらいに抱えた膨大な情報を、「あなたにとってどの情報がふさわしいのか」について整理し、個別に対応するのが、われわれ医療従事者には求められていると、

ぱんだ先生は考えています。そこで、「ホワイトニングに関する多くの情報」に溺れているみなさんへの手助けが必要となるのではないかと思い、本書を執筆いたしました。

　しかしながら、本書で「医療ホワイトニング」について正しい情報を手に入れても、それがあなたにとって有効なのか？　また有効であっても、どの方法が最善の方法なのか？　新しい疑問がわいてくることでしょう。その解決法は、歯科医師が実際にあなたのお口の中を拝見し、具体的な提案をさせていただくことです。歯科医院に行って相談することは、ハードルが高いかもしれません。私たち歯科医師からすれば、遠慮せず何でも相談していただきたいと考えています。

　ぜひ、前に一歩進むために、歯科医院を受診してみてください！本書があなたの個性を輝かせる一助となれば幸いです。

　　　　　　　　　医療法人ジニア　ぱんだ歯科　　須崎 明

memo

memo

広告（株式会社ジーシー）

広告

創業100周年記念事業の一環として、
富士山を望むことができる
マザー工場である富士小山工場の壁面に
Wall Artを描きました

Wall Art
メイキング動画公開中

株式会社ジーシーは、
1921年に日本で創業した歯科医療総合メーカーです。
現在ジーシーグループとして、世界に52の拠点を有し、
製品を145か国以上に販売しており、
健康長寿社会の実現を目指しています。

お近くの歯科医院で
私たち「ジーシー」のロゴをぜひ見つけてください。

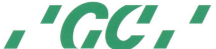

株式会社ジーシー
(本社) 〒113-0033東京都文京区本郷3-2-14

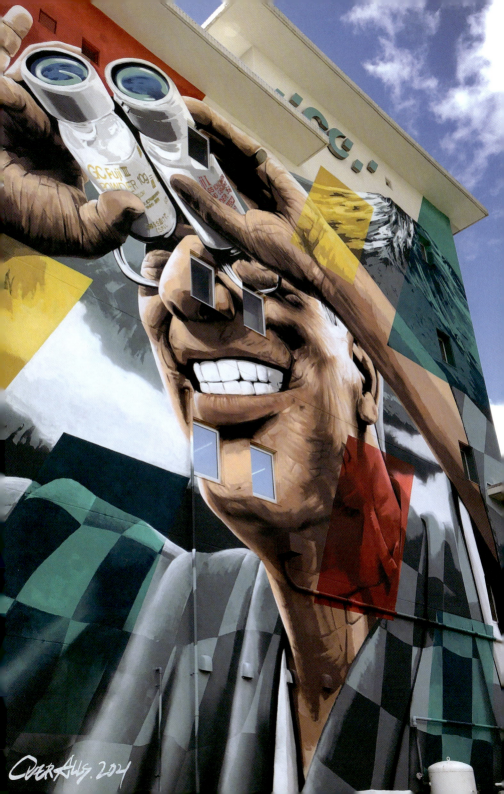

知りたい！ ホワイトニング
～エピソードで読み解く医療ホワイトニング～

発行日　2025 年 4 月 1 日　第 1 版第 1 刷
著　者　須崎 明
発行人　濵野 優
発行所　株式会社デンタルダイヤモンド社
　　　　〒 113-0033 東京都文京区本郷 2-27-1 ICN ビル 3 階
　　　　電話 = 03-6801-5810（代）
　　　　https://www.dental-diamond.co.jp
印刷所　能登印刷株式会社
製　作　株式会社さいころ・プレス
©Akira SUZAKI, 2025
落丁、乱丁本はお取り替えいたします。

● 本書の複製権・翻訳権・上映権・譲渡権・公衆送信権（送信可能化権を含む）は㈱デンタルダイヤモンド社が
　保有します。
● JCOPY〈㈳出版者著作権管理機構 委託出版物〉
　本書の無断複写は著作権法上での例外を除き禁じられています。複写される場合は、そのつど事前に (社) 出版者
　著作権管理機構 (TEL: 03-5244-5088、FAX: 03-5244-5089、e-mail : info@jcopy.or.jp) の許諾を得てください。